)r Isidore BLOCH

la Faculté de Médecine
de Paris

Ancien interne des Hôpitaux
cien interne de l'hôpital de Dijon

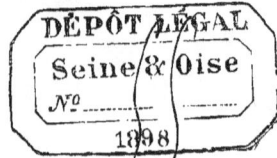

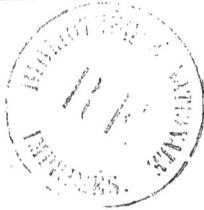

Contribution à l'étude

DE

la Syringomyélie

à type scapulo-huméral

PARIS

Paul DELMAR

29, rue des Boulangers

1897

)r **Isidore BLOCH**

la Faculté de Médecine
de Paris
Ancien interne des Hôpitaux
icien interne de l'hôpital de Dijon

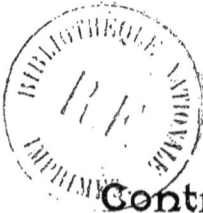

Contribution à l'étude

DE

la Syringomyélie

à type scapulo-huméral

PARIS

Paul DELMAR

59, rue des Boulangers

—

1897

A MES PARENTS

A MES AMIS

A MES MAITRES

A MON PRÉSIDENT DE THÈSE

MONSIEUR LE PROFESSEUR LANDOUZY

Professeur de la Faculté de Médecine

Médecin des hôpitaux

Membre de l'Académie de médecine

Chevalier de la Légion d'honneur

CONTRIBUTION

à l'étude

DE LA SYRINGOMYÉLIE

A TYPE SCAPULO-HUMÉRAL

Nous n'avons pas l'intention d'étudier en détail tous les troubles moteurs de la syringomyélie Nous voulons nous borner à publier, à un point de vue purement clinique, un cas nouveau de syringomyélie où l'amyotrophie, au lieu d'affecter le type habituel d'Aran-Duchenne, a débuté par les épaules et est restée strictement localisée à la région scapulo-humérale.

Le type scapulo-huméral constitue, parmi les amyotrophies syringomyélitiques, une variété clinique très rare. La première observation, recueillie par Freund, a été publiée en 1885. Viennent ensuite celles de Roth, de Schlesinger et enfin de MM, Déjerine et Thomas,

Schlesinger, le premier, dans son excellente monographie, sur la « syringomyélie », étudie la variété scapulo-humérale dans les syringomyélies avec prédominance des symptômes moteurs. Mais il appartenait à MM. Déjerine et Thomas, dans une communication à la Société de Biologie du 16 juillet 1897, de démontrer et d'affirmer, d'une manière certaine, la réalité de cette forme clinique, à la suite de la publication d'une observation de syringomyélie à type scapulo-huméral, suivie d'une relation détaillée de l'autopsie.

C'est dans le service de notre maître, M. le Dᵣ Déjerine, que nous avons eu la bonne fortune d'étudier l'observation intéressante qui fait le sujet de notre thèse. Nous le remercions vivement d'avoir bien voulu la mettre à notre disposition et nous diriger dans notre travail avec une bienveillance et une amabilité que nous ne saurions oublier. M. Théohari, interne du service, a été pour nous un guide toujours dévoué, dont les conseils éclairés ont facilité notre tâche : qu'il nous permette de le remercier de son précieux concours.

Après notre étude, nous rapportons les quelques observations — analogues, en très petit nombre, —

que nous avons pu recueillir dans la littérature médicale. Enfin, dans nos conclusions, nous tâcherons de faire ressortir quelques particularités intéressantes, relatives à l'évolution et au diagnostic de cette variété clinique de la syringomyélie.

Mais avant d'aborder notre sujet, nous voulons rendre un hommage de vive reconnaissance à tous nos maîtres et surtout à ceux qui, tant à l'Ecole de médecine qu'à l'hôpital de Dijon, nous ont prodigué les conseils de leur science et de leur expérience au début si pénible des études médicales et dont la bienveillance pour nous ne s'est jamais lassée. Nous les remercions sincèrement et nous conserverons d'eux les meilleurs souvenirs.

M. le Professeur Landouzy nous a fait le très grand honneur de présider notre thèse. Qu'il veuille bien accepter l'hommage de notre profonde gratitude.

OBSERVATIONS

OBSERVATION I

Syringomyélie à type scapulo-huméral. — Troubles de la sensibilité à la température et à la douleur avec diminution de la sensibilité tactile. — Légère cypho-scoliose. — Paraplégie spasmodique. — Rétrécissement très marqué du champ visuel. — (Observation recueillie sous la direction de M. Théohari interne du service).

La nommée Pauline E..., 29, ans, couturière, entre le 29 octobre 1897, à la Salpêtrière, salle Louis n° 6, dans le service de M. le Dr Déjerine.

Antécédents héréditaires. — Pas d'hérédité nerveuse. Mère morte d'un cancer à l'estomac. Père mort d'une affection cardiaque. Trois frères morts en bas-âge, une sœur morte de tuberculose pulmonaire. Il ne reste qu'un frère bien portant.

Antécédents personnels. — Pas de convulsions pendant l'enfance. Rougeole à 8 ans. Ses premières règles à 12 ans.

A 17 ans et demi, pour la première fois, elle est prise d'une attaque très nette d'épilepsie ; crises convulsives avec perte de connaissance absolue, morsures de la langue, l'attaque est suivie d'une absence complète des souvenirs. Jusqu'à 20 ans, la malade eut une dizaine de crises semblables chaque année: mais depuis cette époque, elles sont devenues beaucoup plus fréquentes.

La malade a régulièrement pris du bromure jusqu'à l'âge de 22 ans. Elle interrompt tout traitement pendant trois années, puis continue sans interruption, depuis 4 ans, la médication bromurée.

La malade n'est pas mariée et n'a pas d'enfants.

Début. — La malade qui s'observe peu et qui présente un état intellectuel au-dessous de la moyenne, fait remonter le début de son affection à environ quatre ans.

A cette époque, elle s'aperçut qu'elle avait de la peine à détacher les bras du tronc; ses bras étaient devenus plus faibles. Puis, elle sentit petit à petit une diminution sensible de la force de ses mains, surtout du côté droit. Bientôt, un an après, la malade ne pouvait plus se servir de la main droite pour ses travaux de couture.

Il y a deux ans, la malade commence à éprouver une raideur progressive de ses membres inférieurs. La marche fut pourtant encore possible pendant environ huit mois. Depuis plus d'un an, la malade est restée confinée chez elle, sans pouvoir marcher. Tout au plus, pouvait-elle faire quelques pas, lorsqu'elle était bien soutenue.

La malade était très sobre. Elle affirme n'avoir jamais eu la syphilis : il paraît, d'ailleurs, difficile d'établir chez elle l'existence d'une syphilis antérieure.

La malade, bien constituée, est de taille moyenne.

On note, à la région dorsale supérieure, une cypho-scoliose peu marquée, sur la présence de laquelle la malade ne peut donner aucun renseignement.

TROUBLES MOTEURS

Membres supérieurs. — Ce qui frappe à l'inspection de la partie supérieure du tronc, c'est l'existence d'une atrophie très marquée des muscles de la racine des membres supérieurs et des bras. Le volume de ces derniers contraste avec celui des avant-bras, qui ne présentent pas d'amyotrophie appréciable à l'inspection. Il en est de même des mains.

Membre supérieur droit. — Le deltoïde est le siège d'une atrophie considérable ; le muscle est à ce point réduit, qu'on sent nettement les saillies osseuses sous-jacentes. Les sus et sous-épineux très atrophiés. Le trapèze et le grand pectoral semblent indemnes. Le biceps et le triceps très diminués.

L'avant-bras et la main ne paraissent présenter aucune lésion d'atrophie, sauf l'éminence thénar légèrement amaigrie.

Mouvements. — Bras droit soudé au corps : le malade est dans l'impossibilité soit de l'en éloigner, soit de le déplacer en avant ou en arrière de la verticale. Si l'on imprime des mouvements passifs d'abduction au bras, tout en disant à la malade de résister, on constate nettement la corde formée par le bord inférieur du grand pectoral contracté.

L'omoplate ne présente comme mouvement de translation qu'une légère élévation du moignon de l'épaule avec déplacement de l'angle inférieur de l'os en dehors de la ligne médiane.

La flexion de l'avant-bras sur le bras n'est qu'ébauchée, et, pendant qu'elle se fait, on ne sent pas la contraction du biceps, mais celle du long supinateur.

L'extension de l'avant-bras sur le bras s'accomplit entièrement, mais elle parait due, en grande partie, à l'action de la pesanteur.

La malade est incapable, avec son poignet, d'exécuter le moindre mouvement. De même, il lui est impossible d'étendre ou de fléchir les doigts.

En résumé, pour le bras et l'épaule, la paralysie est en rapport avec l'atrophie. Quant aux lésions de l'avant-bras, elles paraissent due plutôt à la paralysie qu'à l'atrophie.

Membre supérieur gauche. — Amyotrophie identique à celle du côté droit pour les muscles deltoïde, sus et sous-épineux, biceps et triceps. La grand pectoral et le trapèze paraissent indemnes. Rien d'appréciable à l'avant-bras et à la main.

Mouvements. — Nuls pour le bras, identiques à ceux du côté opposé pour l'épaule.

Mais, d'autre part, la malade relève bien son poignet. Elle peut étendre et fléchir ses doigts. Elle développe même une force appréciable quand on lui fait serrer un objet.

Les muscles de l'avant-bras présentent une paralysie beaucoup moindre qu'à droite.

La raideur musculaire est aussi marquée que du côté opposé.

Membres inférieurs. — Pas de traces appréciables d'atrophie. La force musculaire est assez bien conservée.

Marche. — Faisant fortement soutenir la malade, on constate qu'elle présente nettement la démarche spasmodique : raideur très marquée dans les mouvements, difficulté à détacher les pieds du sol.

Réflexes. — Le clonus du pied est excessivement marqué à droite ; il est moins fort à gauche.

Reflexe patellaire exagéré des deux côtés, mais plus intense à droite.

Reflexe plantaire diminué des deux côtés.

Réflexe olécrânien exagéré à droite, presque normal à gauche.

Il en est de même pour les reflexes tendineux des poignets.

Sphincters. — La malade présente une incontinence d'urines absolue.

TROUBLES SENSITIFS

Sensibilité tactile fine (cherchée en promenant un pinceau sur la surface de la peau). — Parfaitement conservée pour la face, elle est fortement émoussée sur les bras et le tronc jusqu'à deux travers de doigts au-dessous de l'ombilic. Elle

devient presque normale aux avant-bras et aux membres
inférieurs.

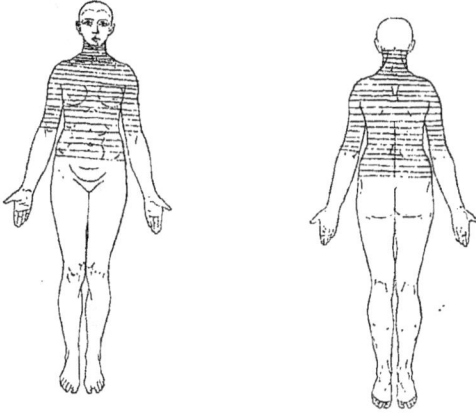

Douleurs. — Comme moyen d'investigation, nous pre-
nons une épingle que nous enfonçons profondément dans
l'épaisseur des téguments.

Une analgésie très nette est trouvée au niveau des bras
au-dessus des coudes, au niveau du tronc jusqu'au-dessous
de l'ombilic, du cou, des oreilles.

Les douleurs sont perçues au niveau des avant-bras, de
la face, de la partie inférieure de l'abdomen, des fesses et
des membres inférieurs.

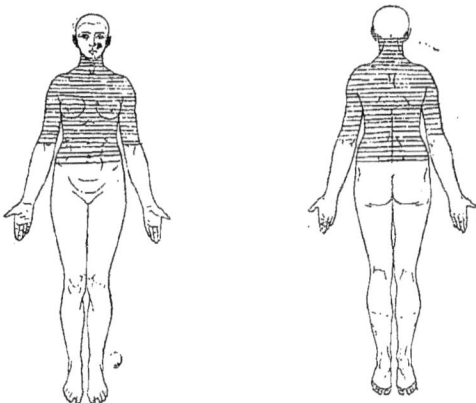

Température. — Le froid nous est donné par un mélange de glace pilée et de sel contenu dans un tube.

Le chaud par un tube contenant de l'eau à 70°.

Excepté au niveau de la face et du cuir chevelu, la malade est absolument incapable de distinguer le froid du chaud sur toutes les autres parties du corps. Interrogée sur les sensations qu'elle éprouve : « Je sens que vous me touchez, répond-elle, mais ce n'est ni chaud ni froid. ».

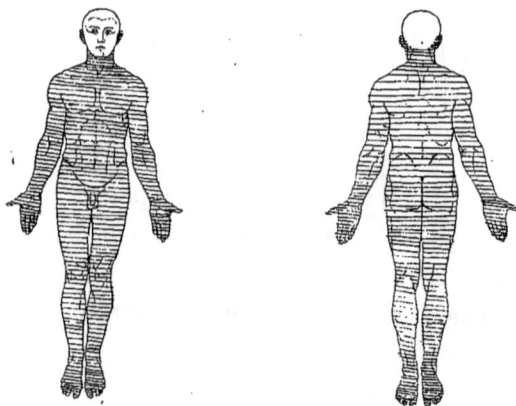

ORGANES DES SENS

Yeux. — Les fentes palpébrales ne semblent pas rétrac-tées. Le globe oculaire droit est sur un plan plus posté-rieur que le gauche.

Les pupilles réagissent bien à la lumière et à l'accommo-dation. Pas d'inégalité. Pas de dyschromatopsie.

Rétrécissement concentrique considérable du champ visuel des deux côtes.

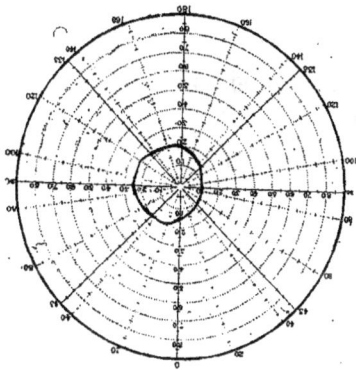 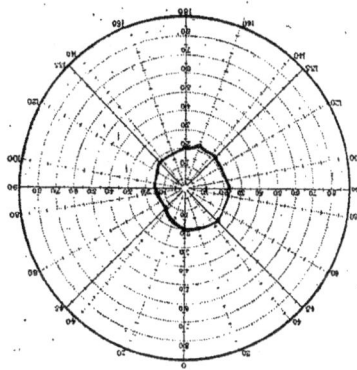

Œil gauche.   Œil droit.

Ouïe. — Normale : la malade perçoit les battements d'une montre à une distance égale à droite et à gauche.

Odorat. — L'odeur de l'essence de girofle est aussi nettement perçu des deux côtés.

Goût. — La moitié droite de la langue perçoit beaucoup moins bien que la moitié gauche les saveurs sucrées, salées, amères.

Troubles trophiques — Nuls.

Examen électrique. — N'a pas pu être pratiqué, par suite de l'état de santé précaire de la malade.

Pas de contractions fibrillaires dans les muscles atrophiés.

DIAGNOSTIC

Les troubles moteurs et sensitifs forment, par leur réunion, une symptomatologie bien nette, caractéristique de la syringomyélie. Il ne manque que les troubes trophiques pour que l'expression clinique de la syringomyélie soit tout à fait complet.

Le début lent et progressif de l'affection suffit à écarter l'hypothèse d'une hématomyélie.

On sait que l'hystérie peut engendrer la dissociation syringomyélitique de la sensibilité et peut se compliquer à la rigueur d'atrophie musculaire. Mais les caractères propres des troubles que présente notre malade, leur fixité, leur extension lente et progressive, le peu d'intensité des troubles sensoriels, l'absence de zones hystérogènes, doivent nous faire, sans aucune hésitation, rejeter l'hypothèse d'hystérie.

La malade était dans le service depuis une huitaine de jours, lorsque, brusquement, elle fut prise le 30 octobre d'une forte fièvre avec 39°1 le matin et 40° le soir. Elle présentait un état typhique assez net : langue et lèvres sèches, ventre ballonné, délire; mais pas de tâches abdominales ni tuméfaction de la rate.

Rien au cœur ni aux poumons.

La malade meurt le 2 septembre, au matin, dans un profond coma, avec une température rectale de 43°5.

I. B.

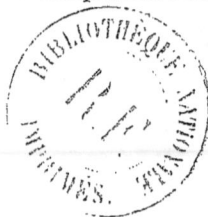

Autopsie. — L'autopsie devant ultérieurement faire l'objet d'un travail de M. Déjerine, nous nous contentons d'en indiquer les grandes lignes.

La moelle apparut flasque, aplatie. Une grande cavité l'occupait, depuis la partie inférieure du bulbe jusqu'au niveau de la région lombaire. Cette cavité atteignait son maximum au niveau de la région cervicale pour diminuer progressivement de volume à partir de la région dorsale.

Atrophie énorme des deltoïdes, presque réduits à l'épaisseur d'une feuille.

Congestion intense de tous les viscères.

Aucune lésion du cœur ni de l'estomac.

OBSERVATION II

Atrophie musculaire type scapulo humeral avec intégrité de tous les modes de sensibilité. Autopsie. Syringomyélie occupant les cornes antérieures et postérieures ainsi que le bulbe rachidien. — J. Déjerine et A. Thomas. Société de Biologie. 16 juillet 1897).

B..., né en 1854, exerce la profession de cordonnier. Les parents sont âgés et bien portants ; il n'a ni frère, ni sœur. Il a toujours fait des abus d'alcool. Pas de syphilis.

On relève dans ses antécédents une fièvre typhoïde à l'âge de vingt-six ans. Pendant sa convalescence, il ressentit des engourdissements et des fourmillements dans les doigts, de violentes douleurs névralgiques dans la face : il éprouva ensuite quelques difficultés dans l'exécution de certains mouvements. Malgré cela, il put continuer de travailler. En 1888, il avait alors trente-quatre ans, il s'aperçut que ses bras maigrissaient, qu'ils étaient plus faibles ; il éprouvait fréquemment des douleurs violentes dans les membres inférieurs, très comparables aux douleurs fulgurantes. De 1888 à 1892, cet état persiste en s'aggravant : le 15 novembre 1892, il entre dans le service de l'un de nous à l'hospice de Bicêtre.

Il présentait alors les symptômes suivants :

Membres supérieurs. — Comparés aux membres inférieurs, ils sont très maigres, les creux sus et sous-claviculaires sont très accusés. L'omoplate est décollée du thorax. L'angle inférieur fait saillie. L'atrophie est plus marquée pour les muscles de la racine du membre. Les musles : trapèze, deltoïde, grand dentelé, rhomboïde, grand pectoral, sus et sous-épineux sont très atrophiés.

L'atrophie du biceps et triceps est moins marquée, mais encore très évidente. A l'avant-bras, les muscles extenseurs sont atrophiés. Les muscles de la main sont normaux ainsi que les fléchisseurs de la main et des doigts.

La motilité est très altérée ; la force est considérablement diminuée, mais tous les mouvements peuvent être exécutés, sauf le mouvement d'élévation de l'épaule. La résistance aux mouvements de flexion de l'avant-bras sur le bras est assez forte, moins à gauche qu'à droite. La résistance au mouvement d'extension est très faible.

Au poignet, la résistance aux mouvements de flexion est

très faible; la résistance à l'extension est assez forte. moins à gauche qu'à droite. La résistance aux mouvements d'abduction des membres supérieurs est presque nulle. Les mouvements de la main et des doigts sont exécutés normalement. Le malade se sert difficilement des objets usuels, il prend l'objet, mais ne peut le serrer suffisamment surtout avec la main gauche.

Les réflexes olécràniens sont très diminués.

Le tact est intact à droite. A gauche, on note des erreurs de localisations de 4 à 5 centimètres, mais sans anesthésie. Les sensibilités thermiques et douloureuses sont normales. Le sens musculaire est intact. Pendant l'occlusion des paupières, il y a une légère incoordination.

Membres inférieurs. — Ni atrophie, ni troubles de la sensibilité. Les réflexes patellaires sont exagérés.

Ni atrophie, ni troubles de la sensibilité à la face et au tronc. Pas de troubles sphinctériens, si ce n'est dans les derniers jours. Pas de troubles trophiques cutanés.

Le malade était atteint de tuberculose pulmonaire à laquelle il succomba le 22 janvier 1893.

Cette observation est suivie d'une relation très détaillée de l'autopsie. qui démontra la présence de lésions évidentes de syringomyélie. Elle expliquait aussi l'absence du syndrome syringomyélitique par la topographie spéciale de la lésion, respectant une partie de la substance grise centrale de la moelle.

OBSERVATION III

*Atrophie musculaire scapulo-humérale, surtout du côté gau-
che. — Dissociation de la sensibilité. — Scoliose. — Phlegmons dans les antécédents.* —Freund (Wiener méd. Wochen-
schrift, 1885. n° 13 et 14.)

Jean T... 36 ans, tisserand, entre à l'hôpital en novembre
1884.

A 6 ans une fièvre typhoïde.

Il accuse les courants d'air et l'humidité de son logement
d'être la cause de sa maladie actuelle.

Elle débuta en hiver 1882 par une faiblesse du bras gauche et des fourmillements dans les doigts : ces symptômes
persistèrent définitivement après quelques rémissions. En
mai 1884, il fut pris à l'avant bras et à la région dorsale de
la main gauche, d'une vive inflammation qui se transforma
rapidement en phlegmon ; celui-ci guérit après vingt jours
de traitement. De juin à octobre le malade s'aperçut, à la
suite d'efforts de travail, que son bras gauche se fatiguait
très facilement. Trois semaines avant son entrée à l'hôpital,
un nouveau phlegmon apparut sur son avant-bras gauche.

Brusquement après la guérison de son phlegmon, il présente une paralysie de la main gauche telle que, dit-il, il
ne pouvait plus entrer cette main dans la poche de son pan-
talon.

ÉTAT ACTUEL

Le malade est un homme de taille moyenne, visage pâle, d'une intelligence obcure. Aucune altération des viscéres, de l'urine, des organes des sens, du cerveau et des nerfs crâniens. Pas de troubles de la motilité ni de la sensibilité aux membres inférieurs ni au tronc jusqu'à la sixième côte.

Troubles moteurs. — Scoliose très marquée de la colonne vertébrale sur laquelle le malade ne donne aucun renseignement. La partie supérieure de la colonne dorsale décrit une courbe dont la convexité est tournée à gauche jusqu'à la huitième vertèbre dorsale; à partir de ce niveau, la courbe devient au contraire concave à gauche avec un léger degré de lordose. Le thorax est déformé: sa moitié gauche, très étroite, fait une forte saillie en avant; sa moitié droite est large et aplatie. L'acromion est plus haute à gauche qu'à droite. Cette déformation ne permet pas d'examiner si les muscles scapulaires sont atrophiés. Les bords internes des deux omoplates sont légèrement éloignés l'un de l'autre. Les deux grands dorsaux sont amincis. Le sous-épineux droit est très atrophié, celui du côté gauche semble avoir disparu. Le trapèze gauche est beaucoup plus gros que le droit. Toutefois les troubles fonctionnels de ces muscles ne sont pas très prononcés.

Les deux bras sont amaigris. Cependant le bras gauche présente seul des troubles de motilité et de l'atrophie musculaire. Sa circonférence mesure 19 centimètres, tandis que le bras droit 20 centimètres. Le grand pectoral gauche est plus atrophié que le droit. L'épaule paraît être toute aplatie.

Les fléchisseurs du bras, surtout le biceps, sont amincis et mous. L'élévation du bras gauche, très difficile, fait apparaître des contractions fibrillaires dans la partie postérieure du deltoïde dont certains faisceaux sont plus durs que d'autres. La rotation de la tête humérale est très pénible. Le coude ne peut guère se fléchir, sous les contractions insuffisantes du biceps ; il se prête mieux à l'extension, quoique le biceps gauche se contracte beaucoup moins bien que le droit.

Les avant-bras sont également amaigris des deux côtés ; mais à gauche, il n'existe aucune atrophie appréciable. Toutefois l'extension du poignet gauche est pénible. La supination présente plus de difficultés qu'à droite. Les petits muscles de la main sont normaux. Les mouvements de la main gauche sont souvent brusques et maladroits.

Le malade peu intelligent, s'apercevant qu'il était devenu l'objet d'une attention particulière se déroba à l'exploration électrique. Cependant on peut constater dans les muscles atrophiés une diminution de l'excitabilité électrique, mais pas de réaction de dégénérescence.

Troubles sensitifs. — On ne note des troubles de la sensibilité que dans la partie supérieure du thorax jusqu'à la sixième côte.

La sensibilité au contact est beaucoup moins atteinte que la sensibilité à la température et à la douleur; elle est presque normale à la moitié droite du thorax et du bras droit ; au bras gauche, la sensibilité au contact est un peu moins nette jusqu'au poignet; à la main, il y a diminution notable, mais non abolition.

La sensibilité à la douleur et à la température est très diminuée dans la région du thorax et du bras du côté droit ; on peut avec une épingle traverser la peau sans douleur ; l'application d'un morceau de glace donne la sensation d'un froid peu intense ; à gauche l'analgésie et l'anesthésie thermique sont absolues.

Il semble qu'il y ait aussi abolition du sens musculaire pour les membres supérieurs : le malade ne peut leur donner la position qu'on lui indique et, les yeux fermés, ne reconnaît pas la position qu'on leur a donnée.

Troubles trophiques. — Trois cicatrices au poignet et sur la région dorsale de la main gauche viennent confirmer les dires du malade au sujet de ses anciens phlegmons.

Pendant un séjour de six semaines, durant lequel il fut soumis au traitement électrique, l'analgésie devint plus puissante au bras droit et l'anesthésie plus considérable à la main gauche. Le malade prétend que son bras gauche est devenu plus fort.

OBSERVATION IV (résumée.)

Panaris dans l'adolescence. — Scoliose parétique et atrophie progressive des muscles, surtout des scapulaires et des deltoïdes. — Thermo-anesthésie des membres supérieurs et du thorax. — Analgésie limitée. — Roth. — De la gliomatose médullaire. (Arch. de Neurologie, mars, 1888.)

J..... K......, tailleur, 22 ans, entre à l'hôpital en janvier 1886, se plaignant d'une grande faiblesse des membres supérieurs.

Antécédents héréditaires : nuls.

Début de l'affection. — A l'âge de 11 ans, le malade, sans cause apparente, fut atteint au médius droit d'un panaris qui, évoluant sans douleur et avec une très faible quantité de pus, guérit en quinze jours : à la suite l'ongle tomba et il resta au malade une certaine gène de l'articulation métacarpo-phalangienne du médius.

A 19 ans, gonflement indolore du dos de la main droite : ce gonflement durait un jour pour disparaître ensuite et n'était accompagné ni de douleurs, ni de rougeur de la peau. — Vers la même époque, il se brûle le dos pour la première fois après s'être endormi près d'un poêle ; depuis les brûlures se répétèrent.

A 20 ans, faiblesse progressive du membre supérieur droit, puis gauche et développement d'une scoliose. Depuis cette époque, le malade est incapable de continuer son travail.

ÉTAT ACTUEL

De taille moyenne, il est bien constitué. Il présente sur tout le corps de nombreuses cicatrices superficielles de brûlures anciennes. La peau des mains est légèrement cyanosée, mais il n'y a pas de trace d'œdème. La colonne vertébrale présente une incurvation scoliotique de deux centimètres à droite, au niveau de la région dorsale.

Muscles. — Atrophie des sus-épineux qui ont complètement disparu, mais qui réagissent encore aux courants

électriques. Atrophie des sous-épineux, de la partie postérieure des deltoïdes, des faisceaux inférieurs et moyens des
trapèzes.

Les muscles du bras présentent une atrophie moyenne,
plus accusée à droite qu'à gauche. Le biceps et le brachial
antérieur sont beaucoup plus atteints que le triceps.

Les avant-bras paraissent amincis dans leur partie supérieure, mais plutôt à droite qu'à gauche. Le long supinateur
droit a presque disparu et n'existe plus que sous la forme
d'un mince cordon. A gauche, le long supinateur seul est
atrophié.

Aux mains, on note uniquement l'atrophie du premier
espace interosseux et un léger amaigrissement du second.

Les muscles de la face et des membres inférieurs paraissent
indemnes.

Mouvements. — Le bras droit ne peut-être soulevé. Les
mouvements du bras gauche sont possibles, bien que très
limités. La force déployée dans ces mouvements est encore
appréciable, mais diminuée.

La flexion du coude droit est limitée; à gauche, elle est
plus étendue, mais moins énergique. L'extension est possible
des deux côtés.

Les mouvements d'extension et de flexion de la main droite
sur le poignet sont limités, tandis qu'à gauche ils sont normaux. Le dynamomètre indique 20 à droite et 35 k. à gauche.

Pas de troubles de la motilité dans les membres inférieurs
ainsi que dans la sphère des nerfs craniens.

Réflexes. — Exagération des réflexes des tendons rotulien et d'Achille. Le clonus du pied manque. Pas de réflexes tendineux au bras.

Sensibilité. — Légère analgésie dans la partie supérieure de l'épaule droite, sur la région droite du cou, un peu sur la nuque.

Au-dessus de la clavicule droite, on observe, outre l'affaiblissement du sens de la douleur, un ralentissement marqué de la conductibilité des impressions douloureuses.

Thermo-anesthésie occupe les membres supérieurs et une partie du tronc, en avant jusqu'au niveau de la ligne mamelonnaire ; en arrière, elle est limitée par une ligne allant de la crête iliaque droite à l'angle de l'omoplate gauche.

La sensibilité tactile reste normale.

Sensations subjectives. — Le malade accuse des douleurs à la suite de pressions, même légères, exercées au niveau de la crête iliaque, des muscles de la cuisse de l'avantbras gauche, de la nuque.

Cephalalgie tenace.

Le malade quitta l'hôpital après un séjour de douze mois ; l'atrophie des muscles était demeurée stationnaire, tandis que la thermo-anesthésie occupait tout le corps, mais à un degré plus ou moins élevé.

OBSERVATION V.

*Homme de 31 ans. — Dans l'enfance luxation non doulou-
reuse de l'avant-bras. — Depuis six ans environ, atrophie
des muscles de la ceinture scapulaire et faiblesse des muscles
du tronc. — Fréquentes brûlures indolores. — Envahissements
des deux trijumeaux et du glosso-pharyngien. — Champ
visuel normal. — Atrophie musculaire scapulo-humérale.
— Epaississement globuleux remarquable des deux biceps.
Disparition totale du grand pectoral droit. — Affaiblissement graduel des muscles du tronc et des jambes. — Prises
d'appui des mains sur les jambes quand le malade veut se
lever. — Disparition ou diminution de la sensibilité à la
douleur et à la température, au bras et sur tout le tronc.
— Réflexes patellaires exagérés. — Clonus du pied. —
Aucun trouble vésical. — Hyperhydrose à droite. — Erup-
tions bulleuses spontanées.* (Schlesinger. — Die Syringomyélie. — Vienne 1895, page 197.)

Adalbert E.... 31 ans, relieur, entre à l'hôpital en octobre
1893.

Antécédents. — Son père succomba brusquement, sa mère
mourut en couches. — Pas d'hérédité mentale. — Sa mère
était irritable et très nerveuse. Une sœur de son père, actuel-
lement âgée de 66 ans, est prise, depuis quelques années,
d'un tremblement des pieds.

Aucune maladie dans sa jeunesse. Jamais il n'a constaté
sur lui-même d'asymétrie. Il a toujours aussi bien supporté
le chaud que le froid ; depuis longtemps, il tolère des aliments très chauds sans ressentir aucune douleur dans la
bouche.

A l'âge de 10 ans, il tomba en jouant et ne ressentit

aucune douleur. Il put se relever lui-même, mais s'aperçut
que son bras droit remuait difficilement. Le médecin cons-
tata une luxation qu'il réduisit. Cette réduction fut absolument indolore.

Il y a cinq ans et demi, il éprouva dans les deux bras des
crampes, plus violentes à gauche. Depuis cette époque,
l'asymétrie n'a fait qu'augmenter. Le traitement électrique
lui fut prescrit en présence de ces crampes, qui disparurent
peu à peu.

Le diagnostic, qui fut à ce moment posé, était en faveur
d'un dystrophie musculaire atypique. La sensibilité était
alors absolument conservée ; les réactions électriques normales. Les réflexes patellaires seuls étaient très exagérés.

Il y a environ quatre ans, à la suite de l'absorption d'un
aliment très chaud, le malade, n'ayant ressenti aucune douleur à la bouche, éprouva à l'estomac une vive sensation de
brûlure ; une phlyctène se développa même sur la langue.
— Depuis il ne ressentit même plus aucune sensation à la
langue après l'ingestion des aliments les plus chauds.

Au mois d'août 1893, douleurs dans la colonne vertébrale
au niveau de la cinquième ou sixième côte, qui depuis lors
sont toujours restées sensibles à la pression. Affaiblissement des jambes, surtout de la droite, au point que le malade ne pouvait faire cinquante pas sans se reposer. Il entra
à l'hôpital et y séjourna huit semaines. — Après sa sortie,
il présenta une amélioration qui dura trois ou quatre semaines. Mais son état ne tarda pas à empirer et il entra de
nouveau à l'hôpital.

Ces jours derniers, apparition des contractions musculaires dans le biceps, les muscles du pouce et du mollet.

Il avoue un certain degré d'alcoolisme, mais nie la
syphilis. Ses fonctions génitales auraient baissé depuis un an.

Le malade présente aux mains de nombreuses brûlures
non douloureuses qu'il s'était faites en travaillant.

ÉTAT ACTUEL

Aucun trouble de l'intelligence. Céphalées fréquentes depuis quelques années.

L'odorat a toujours été diminué des deux côtés.

Egalité des pupilles qui réagissent bien à la lumière et à
l'accommodation. Acuité visuelle excellente. Champ visuel
normal. Examen ophtalmoscopique normal. Les mouvements de l'œil sont libres. Pas de diplopie.

La sensibilité tactile normale dans tout le visage. Reflexes
cornéen, du voile du palais, de la luette et du pharynx
intacts.

La sensibilité à la douleur diminuée des deux côtés dans
le domaine de la première et surtout de la seconde branche
du Trijumeau; — normale dans le domaine de la troisième.

La sensibilité à la température est normale à droite dans
le domaine de la branche frontale du Trijumeau. Mais à la
joue et au menton, le malade ne différencie pas la température de l'eau tiède de celle de l'eau bouillante.

A gauche, diminution de la sensibilité à la température
dans le domaine des branches frontales ; disparition au
niveau de la joue et du menton à un point tel que le malade

ne distingue pas le chaud du froid. La muqueuse linguale est très sensible à la douleur et à la température.

Muscles masticateurs normaux, sauf une contraction du masseter plus faible à gauche qu'à droite.

Aucune altération du nerf facial.

Ouïe excellente.

Gout : saveurs sucrées non perçues. — Saveurs salées et amères perçues à la partie postérieure de la langue et non à la pointe.

Rien à l'examen laryngoscopique. — Sensibilité normale du larynx, du pharynx et du palais,

La langue n'est pas déviée et remue bien.

Tronc. — Quand le malade s'asseoit, sa tête se penche en avant. Les vertèbres cervicales supérieures ainsi que la partie inférieure de la colonne cervicale sont résistantes. Les sterno-cleido-mastoïdiens paraissent bien conservés, sauf celui du côté droit, surtout dans sa portion claviculaire, qui semble légèrement plus faible. Le trapèze gauche, surtout dans sa partie inférieure, est plus faible que le droit. Les scalènes sont atrophiés. La flexion et la rotation de la tête sont excellentes. — Légère courbure droite au niveau de la portion moyenne de la colonne dorsale.

Sus et sous-épineux très atrophiés des deux côtés. Le rhomboïde, normal à droite, semble avoir disparu à gauche. Contractions fibrillaires fréquentes dans le rhomboïde et les muscles de la ceinture scapulaire. Dans le segment de la fosse sous-épineuse gauche, puissante saillie musculaire; dans le segment supérieur, dépression très nette.

Le bord interne de l'omoplate n'est pas parallèle au rachis. Les omoplates sont tombées en avant et ont subi un mouvement de rotation : celle de droite se dresse comme une aile, tandis qu'à gauche, cette position n'est qu'ébauchée. Elles s'écartent encore davantage quand le malade amène ses épaules en avant; cependant elles sont suffisamment fixées et ne peuvent pas s'élever quand le malade agit en sens contraire. Les digitations du grand dentelé, surtout à leur partie supérieure, font une saillie appréciable à droite, peu visible à gauche. L'élévation verticale du bras droit est possible. Les mouvements du tronc, à gauche sont également ment libres.

En avant, le malade présente une asymétrie prononcée : le grand pectoral gauche, bien développé, offre des dimensions normales, tandis que celui du côté droit, réduit dans sa partie claviculaire à des dimensions rudimentaires, a totalement disparu dans sa portion costale. Il en résulte que l'aisselle droite est beaucoup moins profonde : sa paroi antérieure est limitée par un repli cutané, formé par la portion claviculaire du grand pectoral atrophié, tandis qu'à gauche elle est due au muscle fortement tendu. La paroi postérieure a la même épaisseur des deux côtés. Le thorax fonctionne bien pendant la respiration; aucune dépression des espaces intercostaux ; les muscles intercostaux ne sont ni paralysés, ni atrophiés. Quand le malade est debout, son corps penche en arrière, son ventre est légèrement bombé. Si le malade se baisse. il ne se relève qu'avec difficulté. Assis à terre, il a besoin de ses mains pour se redresser et prend sur ses jambes des points d'appui. Ce n'est qu'avec peine qu'il peut s'asseoir sur son lit, et encore retombe-t-il de suite. La position décrite plus haut lui permet seule la station debout.

Ce n'est que par pression et non par contact, qu'un objet très chaud ou un morceau de glace peuvent donner des sensations, au niveau de la poitrine et du dos. La partie gauche de la poitrine perçoit difficilement des différences de température de 20 à 30°; à droite, la glace provoque une sensation de chaleur. Au scrotum, pas de distinction entre la température d'objets très chauds et celle de la glace.

Analgésie totale du dos, de la poitrine, de l'abdomen.

La sensibilité tactile est très diminuée au niveau du grand pectoral droit. En arrière, diminuée dans la partie supérieure du thorax, elle est conservée dans la partie inférieure.

La sensibilité à la pression très douloureuse dans la région hypogastrique; très amoindrie sur tout le tronc.

Membres supérieurs. — Deltoïde gauche bien conservé; deltoïde droit à ce point atrophié que l'épaule gauche paraît beaucoup plus développée. Biceps gauche mieux conservé que le droit. La plus grosse circonférence du bras droit est de 25 centimètres 3/4, celle du bras gauche 26 centimètres 1/2. Pendant les contractions du bras, on voit plusieurs nodosités faire saillie au milieu des muscles qui se contractent d'ailleurs normalement : ces nodosités ont un aspect lobulé. Contractions fibrillaires dans les deux biceps. Malgré l'intégrité relative des deux triceps, contraction plutôt fai-

I. B. 3

ble, surtout du côté gauche. Les muscles de l'avant-bras
gauche sont intacts, ceux de l'avant-bras droit sont plus
faibles, sans cependant présenter aucune trace d'atrophie.
Le long supinateur gauche est plus épais. La supination est
plus gênée à gauche qu'à droite.

On remarque une cicatrice en voie de guérison au niveau
du pouce droit, une seconde à la dernière phalange de l'in-
dicateur droit. Les éminences thénar et antithénar ne font
guère saillie. A droite, le quatrième et cinquième doigt présentent, au niveau de la première articulation intraphalan-
gienne, une flexion due à la rétraction tendineuse : cette
rétraction se manifeste encore, mais plus faiblement, au
deuxième et troisième doigt. Les éminences thénar et antithénar de la main gauche ne sont guère visibles : contractions fibrillaires. Au niveau du premier interosseux existe
une dépression considérable, beaucoup plus faible au niveau
de l'espace interosseux. Supination gauche plus faible que
la droite. Faiblesse de la flexion de la face dorsale des deux
mains. Faiblesse de l'extension des doigts. La flexion de la
main droite est très limitée. L'écartement des doigts est
possible jusqu'à la limite normale, mais se fait difficilement. Le pouce peut être opposé à chacun des autres
doigts ; l'abduction du pouce est complète. La force motrice
de l'articulation du coude est excellente.

Aucune déformation des extrémités osseuses supérieures.

Forte hyperhydrose à la main droite et au pied droit.

Le sens de la douleur et de la température est très dimi

nué aux deux extrémités supérieures. La sensibilité tactile est légèrement diminuée à droite, fortement à gauche.

La sensibilité à la pression très amoindrie des deux côtés, mais surtout à gauche.

Les sens musculaires pour les mouvements passifs, la notion de la position des membres restent indemnes. Pas de mouvements incoordonnés.

L'irritabilité mécanique des nerfs et des muscles normale.

Membres inférieurs. — Les muscles de la jambe sont bien conservés. Contractions fibrillaires dans les muscles du mollet et les extenseurs de la cuisse.

La force dans toutes les articulations de la jambe est normale.

Thermo-anesthésie complète dans les cuisses et les jambes. Aux deux pieds, toutes les sensations thermiques donnent au malade une impression de froid.

Sensibilité à la douleur très émoussée aux deux jambes.

La sensibilité tactile et le sens musculaire indemnes.

La sensibilité à la pression fortement diminuée aux jambes. La sensibilité profonde n'est pas troublée.

Réflexes. — Réflexes du biceps et du triceps conservés. Réflexes patellaires exagérés. Le clonus du pied existe à droite, absent à gauche. Réflexes abdominal et crémastérien faibles.

Pas de signe de Romberg.

Pas de troubles vésical, rectal. Urines en quantité normale, ne contenant aucun produit anormal.

Pas de douleur testiculaire.

Électricité. — L'exploration électrique donne une simple diminution de l'excitabilité galvanique et faradique dans la plupart des muscles atrophiés. Les contractions sont en général rapides, sauf dans le trapèze et le sus-épineux droits, où elles sont paresseuses et vermiculaires. Dans ces muscles, la contraction de fermeture est plus forte au pôle positif.

Pour pratiquer l'examen histologique, on retira un petit fragment du biceps gauche : une partie fut fixée dans l'acide osmique, un autre dans le liquide de Müller. Pas d'augmentation prononcée du tissu adipeux interstitiel. Mais les fibres musculaires, dont quelques fibres étaient hypertrophiées, présentaient dans leur volume des différences importantes. Augmentation notable des noyaux musculaires et du tissu interstitiel.

OBSERVATION VI

Forgeron 32 ans. — Depuis un an, dans le bras droit, élancements douloureux, paresthésie, affaiblissement. — Lésions du trijumeau droit et de l'hypoglosse. — Champ visuel normal. — Atrophie musculaire de la ceinture scapulaire, surtout à droite. — A l'épaule et au bras droits, analgésie et thermo-anesthésie avec conservation de la sensibilité tactile. — Hypo-algésie et thermo-hyperesthésie au tronc et à la jambe droite. — Jambe droite plus faible que la gauche. — Réflexes patellaires exagérés. Schlesinger — Loc. cit. page 203.)

Franz K..., 32 ans, forgeron.

Pas d'antécédents héréditaires. Il a toujours été en bonne santé.

Il y a un an, le malade éprouva, sans cause appréciable, des élancements dans l'articulation scapulo-humérale droite. Il ressentait aussi, de temps en temps, des sensations de fourmillement et d'engourdissement dans l'épaule et le bras droits. Depuis le début de l'affection, il s'est aperçu d'une diminution de force rapide de son bras droit, il soulève son marteau avec peine et ne peut plus le brandir, ainsi que son métier l'y oblige. L'an passé, il lui arriva maintes fois de ne pas sentir au bras droit des brûlures qu'il se faisait en travaillant, alors qu'au bras gauche, il les percevait net tement.

Les douleurs se limitaient en général au côté droit et surtout dans la région de l'articulation scapulo-humérale. — Les mouvements de la tête ont toujours été libres.

Il nie la syphilis et l'alcoolisme.

Etat actuel. — Aucune lésion viscérale. Urines nor males. Aucun trouble de l'intelligence et de la parole.

Odorat normal.

Egalité des pupilles qui réagissent bien à la lumière et à l'accommodation. Elles sont normalement convergentes et consensuelles. Réflexes cornéens conservés. Fond de l'œil normal. Le champ visuel subsiste pour le blanc comme pour les autres couleurs. Mouvements oculaires possibles. Pas de diplopie.

De légers attouchements sont mieux perçus à gauche du visage qu'à droite. De même, la sensibilité à la douleur, dans le domaine des trois branches du trijumeau droit, est tellement diminuée que le malade ne sent pas une profonde piqûre d'épingle. L'analgésie existe aussi sur le côté droit de la muqueuse linguale et labiale.

Dans le domaine de la première branche du trijumeau, la sensibilité thermique est plus confuse à droite qu'à gauche: elle est pervertie car un tube à essai très chaud provoque une sensation de froid. A gauche, elle est intacte. — Elle est également diminuée à droite dans le domaine de la deuxième et troisième branche.

En général, à droite, on note de plus grandes différences de température; même, les sensations de température paraissent émoussées davantage à droite. Il faut encore noter un retard dans la perception de la sensation thermique. La moitié droite de la langue est également le siège d'une perversion de la sensibilité : le froid est confondu avec le chaud, un morceau de glace lui paraît moins froid qu'à gauche.

Les réactions du facial sont les mêmes des deux côtés : il n'est pas excitable par les moyens mécaniques.

Ouïe excellente.

Le sens du goût est très diminué à la partie droite de la pointe de la langue; rien à gauche.

L'innervation du voile du palais est semblable des deux côtés. Les mouvements et la sensibilité du larynx sont intacts. Pouls fréquent : 96 pulsations à la minute.

La langue tremble et est nettement déviée à droite. La

moitié droite paraît légèrement atrophiée, mais ses mouvements sont libres.

Les mouvements de la tète sont possibles dans toutes les directions. Les muscles du cou sont bien conservés. Le volume des trapèzes est égal des deux côtés.

L'épaule droite, située plus bas que la gauche, tombe en avant. Au repos, les deux omoplates présentent un aspect différent : la gauche a presque sa situation normale, la droite paraît avoir subi un mouvement de rotation qui rapproche son angle de la colonne vertébrale. L'épine de l'omoplate fait une plus forte saillie à droite qu'à gauche. Dans les mouvements, et surtout dans les mouvements d'élévation du bras, l'omoplate droite s'éloigne comme une aile de la colonne vertébrale; son bord interne se laisse nettement saisir, contrairement à celui du côté gauche; elle n'est pas aussi bien fixée que la gauche. Le bras gauche se soulève difficilement et n'arrive qu'avec peine à une horizontalité relative, par suite de tremblements qui surviennent. L'élévation du bras gauche est facile. Les mouvements du bras droit en arrière sont impossibles, à gauche le jeu de l'articulation est normal. Les mouvements en avant s'exécutent bien des deux côtés, mais la distance qui sépare les omoplates de la colonne vertébrale est une fois plus grande à droite qu'à gauche.

Les muscles sus et sous-épineux sont très atrophiés à droite; l'omoplate n'est plus recouverte que par une très mince couche de tissu. Les grand et petit rond, le grand dorsal paraissent plutôt atrophiés à droite qu'à gauche. Le rhomboïde est fortement atrophié à droite.

A gauche, le sous-épineux seul est légèrement diminué. Les muscles trapèzes, sterno-cléido-mastoïdiens, scalènes restent indemmes. De même, pas d'atrophie appréciable des muscles du tronc, des bras ou de la main.

La force de l'articulation du coude est un peu diminuée. Les mouvements éveillent une douleur dans l'articulation de l'épaule. Dans l'articulation radio-carpienne droite, les mouvements se font avec force; on note seulement une gêne de la flexion de la face dorsale de la main, par suite des douleurs qui se produisent dans l'articulation scapulo-humérale.
— La motilité de l'extrémité supérieure gauche est normale.

Sensibilité. — La sensibilité tactile est indemne.

Sens de la douleur : perte complète, à droite, dans la région de l'acromion et de l'épaule. Au bras droit, l'analgésie fait place à une hypoalgésie qui disparaît à mesure qu'on s'éloigne. A l'avant-bras, il existe encore une hypoalgésie considérable. A la main, sensibilité normale. — Une forte percussion des os, olecrâne, radius, cubitus, ne provoque aucune douleur.

La diminution de la sensibilité thermique concorde avec les limites de l'analgésie et de l'hypoalgie : toutefois, la sensation de la chaleur est émoussée, sur la face dorsale de la main, tandis que celle du froid reste normale. Les doigts perçoivent exactement les sensations de température.

Les notions du lieu, de la forme des objets sont normales. La sensibilité à la pression, le sens musculaire pour les mouvements passifs, la sensation de l'effort la notion de la position des membres sont indemnes.

Au bras gauche tout est normal.

Le rachis est droit ; non douloureux à la pression.

Sensibilité du tronc : partout au cou, à la poitrine, sur le dos, sur l'abdomen, la sensibilité tactile est mieux perçue à gauche qu'à droite. De même pour les piquûres, plus douloureuses à gauche.

La sensibilité à la douleur est diminuée dans toute la moitié droite du thorax jusqu'au niveau de la douzième côte; vient ensuite une bande de plusieurs centimètres de largeur où la sensibilité est normale ; enfin, une zône où elle est fortement diminuée.

La sensibilité existe diminuée, mais non disparue dans tout le territoine occupé par l'hypoalgésie.

Aux extrêmités inférieures, les muscles sont bien conservés des deux côtés, pas d'atrophie. Mais l'appareil moteur est plus faible du côté droit et surtout à la jambe. Les mouvements actifs peuvent s'exercer dans toutes les directions.

La sensibilité tactile à la jambe droite est un peu diminuée : les piquûres, les attouchements sont mieux perçus à gauche.

Un diminution de la sensibilité à la température et à la douleur paraît plutôt exister sur l'extrémité inférieure droite. — Sur toute la région des extenseurs des membres inférieurs on note une perversion du sens de la température e chaud donne l'impression du froid. — Aux pieds, tout est normal. — La notion de position des membres, le sens musculaire pour les mouvements passifs sont intacts.

Les réflexes patellaires sont exagérés. Les réflexes plantaire, génital, abdominal, crémastérien sont normaux.

Absence de troubles trophiques.

Fonction génitale intacte. — Absence de douleur testiculaire aucun trouble viscéral ou rectal.

Le malade, après avoir suivi longtemps un traitement intermittent, entre à la clinique le 29 mai 1894. Son état reste le même pendant une observation de plusieurs semaines.

Repris dans un nouvel hôpital en décembre 1891, son état n'avait pas changé, sauf un léger progrès de l'atrophie.

CONCLUSIONS

1. — Après de sérieuses recherches bibliographiques, nous n'avons pu rapporter que six observations de syringomyélie à type scapulo-huméral. On voit par là combien cette variété clinique est peu fréquente.

2. — L'atrophie, dans tous nos cas, a débuté par les muscles des épaules pour envahir ensuite, d'une façon plus ou moins symétrique, les régions voisines ; mais c'est toujours à la région scapulo-humérale qu'elle a présenté son maximum de développement.

Elle peut rester localisée aux muscles de la ceinture scapulaire (un an dans l'obs. VI). Mais le plus souvent, elle gagne les segments sous-jacents : le bras (Obs. I et II) ; le bras, l'avant-bras et la main (Obs. III, IV et V). Parfois elle envahit particulièrement les muscles du tronc (Obs. V). Les muscles de la main conservent, pendant un certain temps, leurs fonctions ; la gêne des mouvements ne se produit que très tard et avec une grande lenteur. Mais jamais on ne note un envahissement aussi complet et des difformations de la main aussi apparentes que dans les variétés ordinaires de la syringomyélie.

Les membres inférieurs ne sont généralement pas atteints de lésions atrophiques sérieuses.

3. D'après Schlesinger (1), dans les syringomyélies à type scapulo-huméral, les troubles de la sensibilité seraient moins précoces et moins accentués que dans les autres variétés. Mais, autant que nous pouvons en juger d'après le petit nombre d'obser-

(1) Schlesinger, loc. cit, page 108,

vations, cette assertion ne nous paraît pas justifiée, car, sauf dans le cas rapporté par MM. Déjerine et Thomas (Obs. II), où la syringomyélie se manifeste avec une intégrité complète de la sensibilité, on note, dans tous les autres cas, des troubles assez étendus. D'autre part, il est difficile de se prononcer sur la date de leur apparition, puisqu'ils ne se revèlent souvent au malade que par la présence de brûlures indolores.

4. L'évolution de cette variété clinique nous paraît être plus rapide, puisque, dans deux cas, la mort est arrivée, par suite d'une affection intercurrente, au bout de quatre ans (Obs. I), au bout de cinq (Obs. II). Dans les autres cas, les troubles moteurs ont mis de un à cinq ans pour arriver au développement indiqué dans les observations.

5. — Que les troupes amyotrophiques affectent le type antibrachial ordinaire ou le type scapulo-huméral plus rare, le diagnostic de syringomyélie s'imposera facilement, si à ces troubles moteurs viennent se joindre des troubles de dissociation de la sensibilité.

Mais il est des cas — et l'observation II publiée par MM. Déjérine et Thomas en est un exemple remarquable, — où la syringomyélie évolue avec une intégrité complète de la sensibilité. C'est alors que le diagnostic peut se poser avec myopathie atrophique progressive, type scapulo-huméral.

D'une manière générale, on a donné comme caractère de ces myopathies qu'elles paraissaient être une maladie familiale, héréditaire, qu'elles étaient à début juvénile, qu'elles avaient une évolution très lente. Elles ne s'accompagnaient d'aucun trouble de la sensibilité et ne présentaient ni tremblements ou secousses fibrillaires, ni réaction de dégénérescence. Ce sont là des éléments de grande valeur pour le diagnostic, mais qui sont loin d'être constants. Il existe, en effet, des observations de myopathie atrophique progressive où l'on a signalé la présence de contractions fibrillaires et de réaction de dégénérescence.

On comprendra dès lors les incertitudes du diagnostic, lorsqu'on sera appelé à se prononcer à l'occasion d'une amyotrophie qui n'est accompa-

gnée d'aucun trouble sensitif, et, quelquefois l'autopsie seule révèlera des signes de syringomyélie,
jusqu'alors restés méconnus.

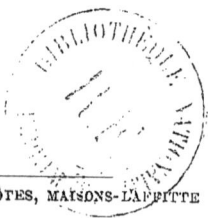

IMP. CH. LÉPICE, 10, RUE DES CÔTES, MAISONS-LAFFITTE